LEÇON D'OUVERTURE

DU

COURS DE MÉDECINE LÉGALE

MONTPELLIER. — IMPRIMERIE CHARLES BOEHM.

LEÇON D'OUVERTURE

DU COURS

DE

MÉDECINE LÉGALE

(26 MARS 1898)

PAR

M. le Professeur G. SARDA

MONTPELLIER
TYPOGRAPHIE ET LITHOGRAPHIE CHARLES BOEHM
10, RUE D'ALGER, 10

1898

LEÇON D'OUVERTURE

DU

COURS DE MÉDECINE LÉGALE

(26 MARS 1898)

MESSIEURS,

Mon premier devoir, en prenant aujourd'hui possession de la Chaire de Médecine légale, est d'adresser mes remerciements les plus sincères et les plus cordiaux à mes collègues de la Faculté, qui, avec une unanimité dont je sens tout le prix, m'ont fait l'insigne honneur de m'appeler à siéger à leur côté dans le Conseil et à participer à l'Enseignement magistral. Ils ont ainsi voulu couronner mes efforts, ma bonne volonté, le travail accompli, et me donner, en même temps, un précieux encouragement pour l'avenir. Leur vote me prouve qu'ils ont compté sur mon dévouement à la science et à notre chère Faculté. Leur espoir, j'en prends l'engagement devant vous, ne sera pas déçu.

Je ne saurais oublier, en cette circonstance, les Maîtres aimés qui m'ont donné si généreusement l'instruction générale, et en particulier l'instruction clinique, qui m'avait puissamment attiré et séduit, et à laquelle je m'étais d'abord, et pour longtemps voué. Je salue, avec une profonde émotion, la mémoire du professeur Combal, à qui je dois l'amour de la pratique médicale, d'admirables exemples, de précieux encouragements, et une amitié dont je m'honore. Cette amitié, je la rends avec usure à ceux qui ont la garde de sa mémoire, à celui surtout qui, s'il ne porte pas son nom, paraît avoir hérité de ses belles qualités morales.

Mes autres maîtres sont, et je m'en réjouis, tous vivants; et je n'oserais faire d'eux un éloge qui, pour être sincère, n'en serait pas moins difficile et délicat. Qu'ils me permettent de leur adresser, avec mes remerciements, l'assurance de mon respectueux dévouement. Mais je dois une mention spéciale à M. le professeur Hamelin, dont je fus le chef de clinique. Ce cher maître, dont vous appréciez tous le vaste savoir et le caractère, voulut bien, à plusieurs reprises, me confier la direction de ses salles de malades à l'Hôpital général, m'aidant ainsi à perfectionner mon instruction clinique et à prendre l'habitude de l'enseignement et de la responsabilité. Depuis, ses conseils et son amitié ne m'ont jamais fait défaut. Tout récemment, pendant les quelques jours qui ont précédé le vote de la Faculté, il a fait preuve à mon égard d'une justice, d'une loyauté, d'une amabilité que je n'oublierai pas et dont je le prie d'agréer toute ma gratitude.

J'eus le grand honneur et le précieux avantage d'être aussi le chef de clinique de M. le professeur Grasset, que son remarquable talent d'exposition et de dialectique place parmi les maîtres les plus brillants et les plus incontestés de la clinique française. Sa lumineuse clarté, son esprit de délicate et minutieuse analyse et de puissante synthèse, qui rendent son enseignement si attrayant et si fructueux, donnent un prix inestimable à cette collaboration féconde de trois années, si profitable à mon éducation scientifique et toujours vivace dans mon souvenir.

Vous ne serez pas étonnés de m'entendre payer un juste tribut d'hommages à celui auquel j'ai le grand mais périlleux honneur de succéder. Et ici, Messieurs, j'éprouve un réel embarras, M. le professeur Jaumes étant de ceux dont la modestie s'effarouche facilement des louanges.

Je n'ai, d'ailleurs, ni l'intention ni la prétention d'apprécier comme il le mérite mon prédécesseur dans cette chaire. Je redouterais d'être trop au-dessous de ma tâche. Mais il voudra bien me pardonner de lui consacrer quelques instants, et de vous dire, simplement et en toute sincérité, quelles furent, à mon humble avis, les qualités dominantes qui le caractérisent comme professeur, comme médecin-légiste, comme membre de la famille médicale.

M. Alphonse Jaumes continuait, au sein de la Faculté, la tradition montpelliéraine. Il avait recueilli un précieux héritage : un nom honoré et aimé de tous, qu'il a toujours dignement porté. Son instruction médicale profonde, son esprit philosophique, attestés par ce beau monument de piété filiale, ce remarquable livre de pathologie générale dans lequel il fait revivre l'enseignement doctrinal de son illustre père, et qui semblaient le vouer à d'autres destinées, l'avaient conduit à la chaire de médecine légale, qu'il occupa pendant vingt années, au grand bénéfice de la Faculté, des étudiants et de la justice. Je ne rappellerai pas ici combien sa retraite prématurée souleva de regrets unanimes, dont il est facile de découvrir les raisons. Ce sont, d'un côté, un impeccable bon sens, qui en faisait un conseiller précieux, et une bonhomie de bon aloi qui rendait attrayant un enseignement dans lequel il excellait ; d'autre part, l'honnêteté scrupuleuse qu'il apportait à l'examen de toute affaire sérieuse, et qui faisait de lui, avec sa science incontestée de médecin légiste, un arbitre respecté de tous au Palais.

A ces qualités, M. le professeur Jaumes alliait une passion vive pour la Faculté de médecine et pour tout ce qui touchait à la profession médicale, qu'il exerça quelque temps avec succès et désintéressement. Il était, parmi nous, entouré d'une estime et d'un respect qui se traduisirent par sa longue présidence à l'Association des médecins de l'Hérault, où tous écoutaient ses conseils, appréciaient ses mérites et son caractère, recueillaient ses avis et profitaient de son expérience et de sa libéralité.

Enfin, M. Jaumes réussissait merveilleusement à revêtir son cours d'un cachet particulier qui le rendait toujours intéressant. Il savait, mieux que personne, placer, dans son exposition des questions les plus ardues, l'anecdote vécue, montrer, à l'appui de ses démonstrations, des exemples choisis. Aussi les étudiants aimaient-ils cet enseignement ; aussi montraient-ils pour le professeur la plus vive et la plus respectueuse sympathie.

Monsieur Jaumes possédait à un haut degré toutes les qualités nécessaires pour faire un excellent médecin-légiste et un remarquable professeur. Puisse son successeur ne pas trop vous laisser sentir combien sa retraite a été préjudiciable à la justice et à l'enseignement. Il vous offre, comme compensation à tout ce qui lui fait défaut pour égaler celui dont il vient d'esquisser le portrait, une bonne volonté ignorante des obstacles et un dévouement absolu.

Messieurs, de tout temps, par suite d'une erreur fort répandue, par suite aussi de la place qu'occupe, dans notre organisation universitaire, routinière, mais heureusement perfectible, le cours de médecine légale, cette branche de nos études a été généralement délaissée. Les élèves n'en étudient que ce que le professeur enseigne pendant l'année présente, se réservant d'y revenir plus tard, une fois docteurs, et pour chaque cas particulier. C'est là, j'en suis fermement convaincu, un état de choses éminemment dangereux pour les médecins et pour la Société, et celui qui vous parle n'a jamais mieux senti son insuffisance que le jour où il a été chargé de sa première expertise médico-légale. C'est que, malgré la clarté d'exposition de M. Jaumes, en dépit de son vaste savoir et de la supériorité de son enseignement, nous n'étions pas persuadés de la nécessité d'apprendre la médecine légale, c'est que nous pensions que l'instruction générale, le bon sens et l'honnêteté suffiraient à nous tirer d'affaire, c'est qu'enfin nous avions, en dernière analyse, l'espoir de nous soustraire par un *non possumus* aux réquisitions des magistrats.

Un mot, Messieurs, sur la valeur de chacune de ces opinions.

Il est incontestable que la médecine légale tire les éléments qui la constituent des diverses branches de la médecine générale. Elle emprunte à l'anatomie, l'embryologie, l'histologie, l'anthropologie, l'anatomie pathologique, la physiologie, la pathologie, l'obstétrique, la thérapeutique, la matière médicale, l'hygiène, l'histoire naturelle, la physique et la chimie. Mais toutes ces sciences, dont elle est tributaire, ne suffisent pas à constituer toute la médecine légale, qui a sa méthode propre, son but défini. Ses moyens seuls ne diffèrent pas essentiellement de ceux des autres branches de la médecine. Le but de la médecine légale n'est pas celui de la médecine ordinaire : guérir des malades et prévenir les maladies; elle aspire à maintenir les liens sociaux, à protéger les droits, à assurer les devoirs, à provoquer l'amélioration des lois. L'un des maîtres les plus éminents de la médecine légale contemporaine, M. Tourdes, résume admirablement le rôle dévolu à cette branche de notre art : « L'enfant naît, la loi le protège, elle assure son identité ; que serait cette protection sans les faits matériels qui établissent la suppression, la substitution de part, l'avortement, l'accouchement, l'infanticide ? La preuve médicale est ici prépondérante. C'est sur des faits physiologiques que repose l'organisation de la famille ; il faut la science pour apprécier la légitimité des naissances, la viabilité, le désaveu de paternité, les questions d'impuissance dans leurs rapports multiples. L'enfant est devenu homme, citoyen ; il a la libre disposition de ses biens et de sa personne ; mais c'est à la condition qu'il n'en abusera pas contre les autres et contre lui-même. La liberté physique est subordonnée à la liberté morale, dont le médecin détermine la mesure ; c'est lui qui fournit à la justice les renseignements nécessaires pour limiter les droits civils par un conseil judiciaire, par l'interdiction. La responsabilité s'apprécie d'après le degré de la liberté morale. Celui qui veut se soustraire aux devoirs que la Société lui impose, aux obligations du témoin, du juré, du tuteur, à celles du service militaire, trouve d'abord un juge médical de la légitimité de ses excuses. La science intervient dans les actes les plus importants de la vie. Quand la sécurité individuelle est menacée, dans tous les attentats contre les personnes, le médecin constate le résultat des violences, il détermine le fait matériel qui devient la base de l'appréciation juridique, la preuve du crime, la mesure de la pénalité. A la mort, comme à la naissance, les applications médico-légales se multiplient et suivent le corps humain jusque dans les derniers vestiges de son organisation et dans le terrain même qui a reçu ses dépouilles ».

Vous le voyez, Messieurs, la médecine légale a une grande portée sociale par le but qu'elle poursuit, et s'il est vrai que ses moyens sont fournis par les diverses branches des sciences médicales, il serait exagéré de croire que des connaissances générales étendues suffisent au médecin-légiste. En effet, même pour les *blessures*, que quelques experts considèrent comme étant du ressort de la chirurgie ordinaire, le point de vue auquel doit se placer l'expert exige plus qu'un *diagnostic* et un *pronostic* ordinaires. Il faut, ici, plus d'*exactitude minutieuse* et des *constatations spéciales*. D'autre part, la médecine légale connaît de faits qui lui sont *propres* : l'*identité*, la *putréfaction*, les *signes de la première respiration*, le *mécanisme de la mort*, *nombre de notions sur l'avortement*, la *grossesse*, l'*infanticide*, les *maladies simulées*, les *empoisonnements*, les *asphyxies*, l'*aliénation mentale*, la *responsabilité médicale*. Sur tous ces points, elle a notablement enrichi les sciences dont elle est tributaire

Il faut donc une instruction spéciale pour faire une bonne expertise médico-légale. Et que résulte-t-il du défaut de cette instruction ? Des *erreurs judiciaires* souvent irréparables, souvent aussi expiables par l'expert. Et c'est parce que j'ai connu, comme l'illustre Chaussier et d'autres, l'insuffisance de mes connaissances, que j'insiste particulièrement sur ce point.

L'espoir que tout médecin avait de pouvoir se soustraire aux réquisitions des magistrats était autrefois fondé; il ne saurait en être de même aujourd'hui. Les temps sont, en effet, bien changés. Si nos aînés et nos contemporains apprenaient de la médecine légale le strict indispensable pour subir le quatrième examen de doctorat, c'est qu'ils se disaient qu'au cas d'une réquisition il leur serait loisible de toujours s'abriter derrière la question d'incompétence, la loi ne les contraignant à l'obéissance que dans des circonstances exceptionnelles. Mais la législation de 1892 nous fait tous les serviteurs de la justice. Vous n'aurez pas le droit de décliner l'honneur d'éclairer les juges et les jurés. Quelque désagrément que vous en éprouviez, vous ne pourrez pas vous refuser à faire les premières constatations, les recherches de laboratoire demeurant à bon droit le patrimoine de quelques-uns. Certes, il vaut mieux avouer son ignorance que de tromper la justice, et l'on ne saurait vous blâmer d'avoir osé dire : « Je ne sais pas » ; mais un pareil aveu coûte à l'amour-propre, et *il vaut infiniment mieux savoir* ; car ces premières constatations ont souvent une importance décisive ; et une erreur à leur occasion peut avoir de funestes conséquences.

La médecine légale doit donc être suffisamment connue de chacun de vous, pour que vous puissiez vous livrer aux premières constatations *en toute conscience et en toute sécurité*. Vous devez aussi aisément rédiger un rapport sur l'état d'un cadavre soumis à votre examen, que formuler un vomitif ou un purgatif. *C'est là mon désir le plus vif, et tous mes efforts tendront à l'accomplir*. Aussi ne me contenterai-je pas d'apporter tous mes soins à l'exposition de chacune des parties de mon enseignement. Mon intention est d'accueillir avec la plus grande bienveillance ceux qui croiront avoir à solliciter des explications ou des renseignements complémentaires. Je continuerai, du reste, comme je l'ai déjà fait l'an dernier, à vous montrer et à vous faire montrer par mon dévoué préparateur, en dehors de l'enseignement *ex cathedrâ*, les lésions le plus communément observées, les cas de la pratique journalière. De cette façon, votre première expertise ne sera pas votre premier cas de médecine légale. Sans doute, je ne vous inviterai pas à assister à mes expertises, le secret étant la base principale de l'information judiciaire. Mais je donnerai à ceux d'entre vous qui en expriment le désir libre accès dans mon laboratoire, toutes les fois que je le pourrai sans danger pour la procédure criminelle. J'ai, d'ailleurs, vous le savez, institué pour vous, l'an dernier, des travaux pratiques, une clinique médico-légale bénévole, qui deviendra prochainement, je l'espère, obligatoire.

J'ai brièvement énoncé tout à l'heure ce que la médecine légale emprunte aux autres branches de la médecine ; j'ai montré son but particulier. Je veux maintenant énumérer les *points importants* de l'étude que nous ferons ensemble, les *progrès réalisés* dans ces derniers temps, l'*étendue* des connaissances que vous devez acquérir, l'*esprit* dans lequel j'entends remplir la mission de vous instruire.

Le cours de cette année comprend les *blessures*, l'*homicide* et le *suicide*. Nous aurons à examiner, au point de vue des *blessures*, nombre de questions importantes se rapportant à la *nature* du traumatisme, à sa *gravité*, au *degré de l'incapacité de travail*, à l'*agent vulnérant*, au *mode d'action de cet agent*, toutes questions qui sont de la plus haute utilité pour faire apprécier le *dommage causé*, la *préméditation*, le *guet-apens*, la *légitime défense*, l'*imprudence*, l'*accident*. Nous étudierons, avec les détails qu'elles comportent, deux questions nouvelles : celle des *explosifs*, celle des *accidents de chemin de fer*. La première a déjà fait l'objet de nombreux travaux. Grâce aux connaissances acquises à son sujet, il est permis de surveiller, de pallier, d'empêcher nombre d'accidents du travail industriel, de reconnaître nombre d'attentats perpétrés par des mains criminelles ou insensées, que des doctrines antisociales ou des instincts pervers arment pour le mal. L'étude de la seconde, faite surtout par des médecins-légistes, nous fait apprécier mieux qu'on ne le faisait auparavant les résultats éloignés des grands traumatismes, nous permet de les rapporter à leur véritable cause, nous fournit enfin une base équitable pour la fixation des indemnités allouées aux victimes. Dans toutes ces questions, le rôle du médecin est capital.

L'étude de l'*homicide* et du *suicide*, qui a fait aussi de remarquables progrès, est propre à exciter au plus haut point votre intérêt. Elle a une portée juridique dont vous n'avez pas besoin que j'explique l'importance, qui ressortira, d'ailleurs, de l'exposition que j'en ferai devant vous. Elle soulève une foule de problèmes dont la solution, souvent fort difficile, appartient en propre au médecin-légiste et que seule l'habitude peut faire aisément trancher. Je n'insiste pas, pour ne pas avoir à me répéter prochainement. Je me borne à vous prévenir que, dans toutes les expertises se rapportant à l'homicide et au suicide, votre conscience sera souvent vivement impressionnée, puisque de vos conclusions peut dépendre l'acquittement d'un coupable ou la condamnation d'un innocent.

Nous examinerons, dans la suite, la question non moins intéressante de la *mort* et des diverses lésions qui sont, pour ainsi dire, la signature de l'agent qui l'a déterminée. Nous trouverons là toute une série de faits qui sont exclusivement du domaine de la médecine légale ; car c'est elle seule qui les a acquis et en a rendu l'interprétation facile. La *strangulation*, la *suffocation*, la *pendaison*, la *submersion*, les *diverses asphyxies* offriront à votre curiosité des données de la plus incontestable utilité.

L'étude de la *mort subite* mérite surtout d'être attentivement faite. Les données positives que les médecins-légistes possèdent sur les lésions constatées à l'occasion de cet événement vous seront d'un grand secours et vous permettront quelquefois de laver un malheureux de soupçons injustifiés et d'accusations calomnieuses.

Chemin faisant, vous apprendrez, sous ma direction, à constater et à diagnostiquer les *taches de sang* avec les renseignements utiles que l'on peut tirer de leur disposition, de leur forme, de leur situation, de leurs caractères physiques, chimiques, biologiques, microscopiques, spectroscopiques. Vous verrez combien il est facile de déceler les taches très anciennes, grâce à la sensibilité des réactions, à la netteté des résultats, à l'ingéniosité de la méthode, et d'en déduire des présomptions graves et même des preuves irréfutables touchant la nature de l'arme, la position du meurtrier, l'attitude de la victime. Je vous montrerai à reconnaître les *autres taches organiques*, et à rechercher les nombreux éléments qui constituent l'*identité*. Les recherches des médecins-légistes sur le squelette et la peau, les cicatrices et les tatouages, les cheveux et les poils, les empreintes et les stigmates professionnels ont fait de l'*identité* une des questions les plus intéressantes de la médecine légale, et j'aurai à cœur de vous en faire apprécier les résultats.

La *toxicologie* n'est pas, disent quelques-uns, afférente à la médecine légale. Cela n'est vrai qu'en partie. Chaque expertise d'empoisonnement comporte, en effet, deux objets de recherches : les lésions anatomo-pathologiques, la nature du poison. Si cette dernière appartient sans conteste aux chimistes, les premières sont la propriété du médecin-légiste, qui rapproche lesdites lésions des phénomènes morbides qui ont précédé la mort, et qui doit aussi bien connaître la méthode générale à suivre dans toute expertise de ce genre que les symptômes et les altérations correspondant à chaque intoxication. Ai-je besoin de rappeler ici que les notions précises que nous possédons sur les empoisonnements par l'alcool, le phosphore, l'oxyde de carbone, l'arsenic, le mercure ont été acquises par des médecins légistes ? qu'il en est de même de quelques poisons végétaux ?

Nous trouverons, dans l'étude des questions se rattachant à l'*instinct sexuel et à la génération*, de nombreuses preuves de la spécialisation médico-légale, et de multiples acquisitions que les médecins légistes seuls ont pu ajouter à nos connaissances sur tous ces sujets difficiles et où les causes d'erreur abondent. Les *attentats aux mœurs, les perversions et les inversions sexuelles* relèvent exclusivement du médecin-légiste. On peut en dire autant de la *grossesse*, de l'*avortement*, de l'*infanticide*, de la *suppression de part*, dans leurs rapports avec le *droit pénal*. Au point de vue du *droit civil*, l'*opposition au mariage*, le *divorce*, l'*action en désaveu*, la *recherche de la paternité et de la maternité*, la *conception*, la *grossesse*, l'*accouchement*, la *viabilité*, sont particulièrement du ressort de la médecine légale, et les notions de la médecine générale ne vous en donneront qu'une connaissance fort imparfaite.

Les attentats aux mœurs soulèvent des questions bien scabreuses, qu'on n'abordait jadis qu'avec timidité, que les médecins légistes ont complètement élucidées, en les rattachant souvent à un état psychique entraînant l'irresponsabilité de leurs auteurs. Ces questions, beaucoup hésitaient à les aborder, retenus par la crainte d'être taxés de pornographie. Cette crainte, ai-je besoin de le dire, est puérile ; elle pèse bien peu dans la balance, si l'on songe au noble but de préservation sociale qui doit nous inspirer. Du reste, la science, comme le feu, purifie tout ce qu'elle touche. Et les questions relatives aux attentats aux mœurs sont de celles que vous aurez le plus souvent l'occasion d'examiner, les délits et les crimes dont elles sont le sujet devenant de plus en plus fréquents. Leur gravité est aussi considérable pour la société que pour l'individu ; la pénalité qu'ils entraînent est toujours infamante ; elle laisse une triste trace sur un casier judiciaire. Ces crimes et délits donnent lieu à des erreurs de diagnostic dont il faut être prévenu. La simulation et le chantage se rencontrent très fréquemment dans les affaires de mœurs, tendant à l'expert des pièges qu'il n'est pas toujours facile d'éviter.

Les expertises relatives à des attentats de ce genre sont nombreuses et fort délicates. Il est donc indispensable que vous possédiez sur ce sujet des notions exactes, et je ne vous en exposerai que ce qu'il est absolument nécessaire de savoir. Laissant de côté toute statistique, tout détail accessoire, ou futile, ou grivois, je m'efforcerai de m'en tenir aux points principaux. Je tâcherai de parler avec décence des choses les moins décentes, et si, par aventure, je laisse, ce qu'à Dieu ne plaise, échapper une expression quelque peu malsonnante aux oreilles de nos étudiantes, je les prie d'avance de m'excuser, et j'allègue pour ma défense ces vers de notre grand poète comique :

« Au moins je vais toucher une étrange matière,
» Ne vous scandalisez en aucune manière.
» Quoi que je puisse dire, il doit m'être permis,
» Et c'est pour vous convaincre, ainsi que j'ai promis ».

Je n'imiterai donc pas quelques médecins et quelques philosophes outrés qui n'ont pas craint d'adapter leur langage aux turpitudes qu'ils s'étaient donné mission de dévoiler. Je serai sobre de détails cyniques et d'expressions triviales susceptibles de blesser vos oreilles. Et si je brave l'honnêteté, ce ne sera jamais qu'en latin. Mais je ne saurais me dispenser de vous faire connaître toutes les causes d'erreur que vous pourrez rencontrer dans vos expertises, et de vous exposer longuement la question, d'étude relativement récente et déjà si bien connue, de l'inversion sexuelle, question d'un très haut intérêt, qui soulève un problème obsédant de *sociologie* et de *psychologie morbide*, dont vous devrez analyser chaque facteur. Vous aurez ainsi quelquefois la satisfaction d'avoir épargné à l'irresponsable un châtiment, à sa famille l'infamie.

L'étude de l'*avortement criminel*, de l'*infanticide*, de la *viabilité*, soulève plus d'un problème compliqué, dont toute solution est affaire de médecine légale. Si la thérapeutique, la chimie et l'embryologie ont contribué à élucider quelques points de cette étude, si importante et si difficile, ce sont les médecins légistes qui ont pénétré les inconnues, les ont habilement dégagées, ont rassemblé nombre de notions de la plus grande valeur pour permettre à l'expert de répondre avec certitude à presque toutes les questions que peut lui poser le magistrat. Les *mensurations*, les *pesées*, les *points d'ossification*, la *docimasie pulmonaire, stomacale, optique* et *otique* et nombre d'autres notions, dont quelques-unes ont une valeur mathématique, appartiennent en propre à la médecine légale, et seront l'objet d'une attention longue et minutieuse de la part du professeur qui aura mission de vous les enseigner.

Nous examinerons enfin la condition des *aliénés devant la loi civile et devant la loi pénale*, question moins aride qu'elle ne paraît au premier abord, et qui met souvent le médecin inexpérimenté dans un cruel embarras. Nous aurons à interpréter, au cours de cet examen, le *code civil*, le *code de procédure*, le *code d'instruction criminelle*. C'est déjà, pour beaucoup d'entre vous, peu familiarisés avec le langage juridique, un premier écueil, un premier sujet de découragement ou d'aversion. Mais ces articles de loi, que vous pensez pouvoir vous dispenser de connaître, seront bientôt pour vous, dans le pénible exercice de la profession médicale, l'occasion de certificats, de consultations et d'expertises. Et si vous avez à cœur de ne pas justifier les attaques dont les médecins sont souvent l'objet de la part d'une presse dont le scandale constitue le premier élément de succès, il ne vous est pas permis de les ignorer. N'oubliez pas que vous aurez à vous prononcer sur la légitimité d'une interdiction, d'un internement dans un asile, chose grave, en notre époque de reportage à outrance. Et malheur à vous si l'on peut, avec quelque apparence de vérité, vous accuser d'avoir contribué, par votre avis, à une mesure arbitraire ! Songez qu'une erreur de votre part ne sera pas toujours compensée, dans l'estime publique, par un long passé de loyauté, d'honnêteté, de fière pauvreté même.

Les demandes en *interdiction* peuvent être soulevées par des parents cupides dans le but de dépouiller l'interdit. Vous devez donc vous abstenir de considérer comme véridiques les témoignages intéressés. Trop de confiance, trop d'inexpérience de votre part constitueraient un danger pour la fortune de l'intéressé, et vous rendraient complice involontaire de manœuvres et de complots coupables. Dans certains cas, il s'agira de faibles d'esprit ou d'aliénés que la rumeur publique déclarera victimes de haines ou de sentiments cupides. En présence de pièges nombreux et de difficultés sérieuses, vous n'aurez nul souci des témoignages ; vous examinerez chaque situation avec l'aide de votre conscience et de votre savoir ; car votre honneur vous le commande impérieusement.

Il est de toute nécessité que vous possédiez une connaissance exacte de la loi de 1838 sur les aliénés. Nous en ferons donc un examen attentif, travail laborieux, qui demandera de votre part de la patience et quelque tension d'esprit, mais d'une utilité incontestable.

Enfin, au criminel, nous étudierons, après la question ardue et controversée de la *séquestration des aliénés*, celle éternellement soulevée, toujours troublante, de la *responsabilité des aliénés*. Nous devrons nous demander si tout aliéné est forcément *irresponsable*, s'il peut y avoir, pour quelques-uns de ces malheureux, une *responsabilité limitée ou partielle* quant aux actes ou quant au moment, si les *intervalles lucides* font cesser l'irresponsabilité, si enfin l'*aliéné criminel* doit être *assisté*, *surveillé* ou *puni*.

Je n'ai pas besoin d'insister sur la grande portée humanitaire et sociale de toutes ces questions, qui font le sujet de communications et de discussions dans les congrès, les parlements et la presse, pas plus que sur la nécessité d'apporter dans le diagnostic d'aliénation mentale la plus scrupuleuse attention. Car si l'erreur est grave lorsqu'il s'agit d'une interdiction, combien ne sera pas terrible pour la conscience de l'expert d'avoir conclu à la responsabilité d'un insensé ou à l'irresponsabilité d'un sain d'esprit! C'est cependant d'après votre avis que d'ordinaire la justice prononcera ses arrêts, que le jury rapportera ses verdicts. Il vous arrivera donc de vivre torturé par la crainte de faire condamner un innocent ou de faire absoudre un coupable. Torture morale que connaissent trop ceux qui sont requis de prononcer en pareille matière d'une façon souveraine. Or, si le diagnostic d'aliénation mentale est en général facile, il est des cas, et ils sont nombreux, où l'on se demande avec anxiété si l'on n'est pas en présence d'un criminel simulant la folie, d'un aliéné dissimulant son délire. Et le diagnostic exige, en outre de connaissances étendues, une grande patience jointe à une scrupuleuse probité. Dans toutes ces circonstances, en effet, vous tenez en vos mains, non seulement la vie d'un homme, mais, ce qui est plus précieux, son honneur et celui de sa famille ; car, bien qu'il soit vrai, comme dit le poète, que le crime fait la honte et non pas l'échafaud, la plus triste, la plus cruelle injure qu'on puisse infliger à un être humain, c'est l'obligation de rougir de son nom lorsque la justice l'a flétri.

Je ne veux pas dire par là que mon intention soit de faire de ceux qui voudront bien m'écouter des juristes et des aliénistes, je vise plus près et moins haut. La science juridique a ses représentants autorisés, l'aliénation mentale ses spécialistes ; et la plupart d'entre vous ne seront, comme moi, ni éminents jurisconsultes ni savants aliénistes. Je ne vous entretiendrai donc que de ce que vous devrez nécessairement savoir lorsque la justice ou les clients vous feront l'honneur de demander votre opinion sur une des mille conditions dans lesquelles peut se présenter la question de l'aliénation mentale.

C'est dire que j'essaierai de vous exposer clairement ces multiples questions, qui sont de première importance; car un seul fait de séquestration arbitraire, d'erreur dans l'appréciation de la culpabilité, vous sera brutalement reproché. On vous en rendra civilement ou pénalement responsable; votre considération, dans tous les cas, en subira une grave atteinte. Il faut donc que vous connaissiez, non pas toute la médecine mentale (j'ai déjà dit qu'elle a ses spécialistes, aux lumières desquels vous pourrez avoir recours dans les circonstances particulièrement difficiles), mais les signes, les symptômes qui démontrent que l'homme que vous examinez a ou n'a pas son libre arbitre. Et ne croyez pas qu'ainsi qu'ont voulu le proclamer bien des philosophes et quelques jurisconsultes, les lésions de la volonté soient indépendantes de la médecine et ne relèvent que de la psychologie; que le bon sens suffise pour apprécier l'insanité d'esprit; que l'aliénation mentale soit une maladie de l'âme, indépendante du corps. Ce sont-là théories d'un autre âge. La psychologie note et apprécie certaines altérations de la pensée ; la médecine les diagnostique, les classe, les analyse. Psychologues et médecins font progresser la science mentale ; mais les derniers seuls peuvent rattacher l'effet à la cause, le symptôme à la lésion, et répondre aux pourquoi et aux comment.

Cette réponse est dans bien des cas difficile, je vous l'ai déjà dit. Et c'est pourquoi nous devrons examiner avec les détails qu'elle comporte la question du diagnostic de l'aliénation mentale, et essayer d'établir des bases certaines et précises qui permettront d'attendre avec confiance, dans les circonstances ordinaires, ces questions du magistrat instructeur : Un tel est-il aliéné ? A-t il agi sous l'influence de son délire ? Est-il responsable de ses actes ?

Nous trouverons, au cours de cette étude, des faits nombreux d'erreurs commises, de dissentiments entre médecins chargés d'examiner l'état mental d'un prévenu et d'apprécier le dégré de sa culpabilité. Ces dissentiments et ces erreurs sont amèrement reprochés aux experts, qu'on est heureux de rendre responsables de toutes les condamnations injustes, de toutes les erreurs judiciaires possibles en matière aussi délicate ; comme si ces dissentiments n'étaient pas aussi explicables que ceux que l'on voit surgir tous les jours entre juges et avocats, tribunaux et tribunaux, dans l'interprétation d'un texte de loi ; comme si la jurisprudence ne venait pas, de temps à autre, modifier, atténuer une disposition légale ; comme si l'infaillibilité devait être l'apanage d'une profession. Ces dissentiments n'enlèvent d'ailleurs rien à cette affirmation, que le médecin est seul compétent pour servir d'arbitre en matière de folie.

Ces points examinés, notre programme comportera de nombreuses questions, dont la plus importante, la plus passionnante, la plus d'actualité, la plus fin de siècle, si vous voulez, est celle des *rapports du crime et de la folie*, que je revendique hautement pour la médecine légale.

L'augmentation croissante et continue du nombre des aliénés, en notre époque de surmenage intellectuel, commercial, passionnel et toxique, insuffisamment compensé par le surmenage physique, d'une part, la connaissance de plus en plus approfondie des diverses formes d'aliénation mentale et des délires partiels, d'autre part, ont eu pour premier résultat la diminution progressive des condamnations à mort, l'augmentation exagérée, disent certains, des verdicts d'acquittement pour cause d'irresponsabilité. Il s'agit là d'une tendance générale favorisée par la vulgarisation, en dehors du public médical, de quelques données scientifiques, par le désir, fort légitime, du défenseur de faire acquitter son client, par la crainte ou la pitié des jurés. Rares sont les sessions d'assises où n'est pas soulevée, au moins une fois, la question de l'irresponsabilité. Il faut voir peut-être là une erreur scientifique, née de la portée parfois excessive que l'on accorde à la dégénérescence mentale. Quelle qu'en soit la cause, le fait existe indéniable, et ce ne sera pas un des points les moins intéressants de nos études.

Mais ce n'est pas tout. A l'encontre des philosophes qui

veulent soustraire les facultés intellectuelles aux variations anatomiques, pour qui le criminel est toujours un être immoral ou pervers, voilà que des écoles médicales ont proclamé l'aliénation du libre arbitre, en subordonnant ces facultés à la conformation crânienne. Elles ont fait du criminel un être *atavique, fatalement poussé vers le mal.* Vous ne me pardonneriez pas de clore ce chapitre sans vous exposer, au moins brièvement, cette théorie du savant *Lombroso*, cette idée du *criminel-né*, dont la conséquence, au point de vue social, est si grave qu'elle aboutit à la suppression de toute responsabilité. Nous aurons à nous demander ce qu'il y a de fondé dans les théories du *criminel-fou*, du *criminel épileptique*, du *criminel hystérique* ou *neurasthénique*, et dans les *stigmates* qui doivent le faire reconnaître. S'il existe un type criminel, que devient la perspicacité médicale, et qu'est-il besoin de discuter ? Si le criminel est un fou, que devient la responsabilité? Il est facile de répondre à ces questions, et vous comprenez la gravité de ces théories et l'intérêt des discussions qu'elles provoquent.

A ces théories du fatalisme, nous opposerons les théories, plus humaines et plus compliquées, de l'école criminaliste française, les *théories sociales*, si en honneur dans certain milieu ; et nous essaierons d'attribuer à la *dégénérescence mentale* non pas toute la part qu'on réclame pour elle, mais celle qui doit lui revenir dans l'accroissement du nombre des aliénés et des criminels.

Cette étude nous conduira directement à l'examen, à peine ébauché, des causes de l'*inadaptation sociale*, qui me paraît par trop négligée. De tout cela nous conclurons, je l'espère, que le bien et le mal ne sont pas toujours la conséquence fatale ni de l'hérédité ni de la conformation crânienne, que l'éducation et le milieu, la vertu et le vice se trouvent parfois à leur origine; que le criminel est quelquefois responsable de ses méfaits, comme l'homme de bien est louable pour ses bonnes actions, l'homme de génie pour ses inventions, l'artiste pour ses œuvres, le savant pour ses découvertes, le héros pour ses faits d'armes ; et que la société, si elle a le devoir de récompenser et d'honorer le courage et le mérite, a le droit de punir celui qui, sciemment, porte atteinte à la vie de son semblable, à la sécurité publique, à l'ensemble de l'édifice moral des nations.

N'avais-je pas raison, Messieurs, d'affirmer que cette partie de la médecine légale présente un grand intérêt, et ne vous semble-t-il pas qu'elle touche aux graves problèmes de la liberté individuelle, de la responsabilité pénale, et des droits de la société, comme à ceux de l'assistance que nous devons aux deshérités de l'intelligence et aux débiles de la raison ?

Ce rapide aperçu vous a sans doute convaincus, si vous ne l'étiez déjà, du rôle social considérable dévolu à la médecine légale. Pour rendre plus évidente et plus complète cette démonstration, il me reste à envisager un dernier côté, d'une portée moins générale, d'une application plus personnelle, à vous parler de vous-mêmes, et, après avoir essayé de montrer l'importance des *intérêts généraux* confiés aux médecins légistes, à vous entretenir de l'*intérêt* même de la *profession médicale.*

Beaucoup d'entre vous, en quittant les bancs de la Faculté, s'imaginent que le diplôme qu'ils ont acquis par leur travail plus ou moins consciencieux leur confère des droits illimités, sans leur imposer d'autres devoirs que celui d'être honnêtes, humains et bons. Je veux, quoi qu'il m'en coûte, faire cesser cette illusion, troubler un peu leur quiétude, et leur montrer que leurs droits sont plus limités que leurs devoirs.

Le courant vers le fonctionnarisme qui, depuis quelques années, sévit avec tant de violence sur notre société bourgeoise, n'a pas laissé intacte la profession médicale, dont beaucoup de membres ont accepté, de gaieté de cœur, par surprise, ou par intérêt, d'augmenter l'effectif de l'innombrable armée des fonctionnaires. Déjà le médecin était soumis à l'*obligation des déclarations* de *naissance*, du *secret médical.* On y ajoute celle de la *déclaration des maladies épidémiques* et *contagieuses*, de l'obéissance aux *réquisitions des magistrats.* En un mot, les devoirs se multiplient en raison inverse des bénéfices de la profession. *L'assistance médicale gratuite*, les *sociétés de secours mutuel*, *l'encombrement de la profession*, *l'exercice illégal et le charlatanisme*, que la loi réprime à regret, que le public recherche avec prédilection, nous créent déjà une situation fâcheuse, aggravée encore par l'état d'âme de l'opinion publique, qui, osons le reconnaître, nous est d'autant plus défavorable, que le client accroît ses exigences et diminue les preuves morales et matérielles de sa reconnaissance. Je sais bien qu'à certaines périodes le médecin a été en butte aux sarcasmes de quelques gens d'esprit; mais l'étendue des connaissances qu'on exige aujourd'hui de lui devrait, ce me semble, le mettre à l'abri des injures des sots. Il n'en est rien, cependant. Comme au temps de Molière, nous sommes ignorants et âpres au gain, dès qu'on n'a plus besoin de nos conseils, et nous portons, allègrement d'ailleurs, le deuil de nos victimes; car il est entendu que ce n'est plus la maladie qui tue, mais le médecin. Tout cela est peu grave, en somme, pour des philosophes tels que nous. Ce qui l'est à un haut degré, c'est que quelques magistrats, dociles à la voix de l'opinion publique ou même de quelques personnes ignorantes ou mal intentionnées, s'immiscent dans nos traitements, jugent souverainement notre savoir et notre pratique, nous déshonorent sans preuves matérielles suffisantes de nos erreurs. La responsabilité médicale, jadis si rarement invoquée, paraît devoir devenir, grâce à la défaveur dont nous jouissons dans certains milieux, une menace constante aussi peu naturelle qu'elle est contraire à l'idée du progrès et de l'initiative individuelle.

De cette situation découle, pour le professeur de médecine légale, la nécessité impérieuse de vous enseigner les *droits* que vous conférera le diplôme et *les devoirs* que la société vous impose. Nous étudierons donc ensemble la *jurisprudence médicale*, c'est-à-dire tout ce qui est pour nous réglé par les *lois spéciales*, par le *droit administratif*, le *droit civil*, le *droit criminel*. Nous établirons, si vous le voulez bien, un véritable vade mecum clair et succinct, où seront nettement établies les *règles* de votre conduite dans les *affaires d'assurances sur la vie*, de *certificats*, de *déclaration de naissance* ou *de décès*, ou de *maladie épidémique*, de *traitement nouveau*, d'*honoraires*, de *fonctions à vous confiées*, d'*expertises civiles ou criminelles*. Il y a là des points de pratique très utiles à connaître, tels, par exemple, que celui, si complexe, du *secret médical*, notre plus impérieuse et plus légitime *obligation*, notre *défense* contre des empiètements attentatoires à notre dignité, notre plus cher et plus envié *privilège*, dont nous ne devons pas nous laisser déposséder. Très souvent, dans des questions de mariage, de décès, de naissance, l'honneur des familles ou des intérêts très respectables se trouvent liés à l'observation du secret médical, et il est indispensable que vous connaissiez les circonstances délicates où se peut poser, dans la conscience du médecin, en opposition avec la question d'humanité, celle du devoir.

Quant à la *responsabilité médicale*, il est nécessaire que vous en sachiez les conditions et les limites en ce qui concerne, en dehors du secret professionnel, votre conduite comme médecin, chirurgien, accoucheur ou expert devant les tribunaux. Car, si pour des faits de pure doctrine, vous ne relevez que de votre conscience, il ne saurait en être de même, l'expérience récente vous le prouve, et c'est justice, pour les fautes lourdes, les légèretés coupables, les imprudences, les indiscrétions nuisibles, la négligence, les témérités inutiles, dont on a le droit de vous demander compte, à la condition qu'on prendra pour arbitres de votre culpabilité, non des magistrats, incompétents en pareille matière, mais des médecins d'une science et d'une probité irréprochables, qui sauront oublier qu'ils sont vos confrères, pour ne servir que la justice et l'humanité.

Je voudrais enfin, obéissant au vœu souvent exprimé par plusieurs collègues, vous donner quelques conseils amicaux sur la conduite qu'en certaines circonstances vous devez tenir à l'égard de vos *clients* et de vos *confrères*. Dans la lutte pour la vie, qui tous les jours devient plus difficile et plus âpre, le jeune médecin oublie parfois qu'il a des devoirs à remplir envers ceux qui, comme lui, *peinent*, *souffrent* et *jeûnent*. Il est bon de le prévenir qu'il existe une *famille médicale*, dont tous les membres ont droit à ses égards et doivent obéir aux mêmes règles de déontologie, que je me ferai un devoir et un plaisir de leur dévoiler.

Ce programme, Messieurs, est bien vaste. Quatre ou cinq semestres suffiraient à peine à vous en exposer la totalité, si je voulais, ce qui n'est guère possible, m'en tenir aux faits importants et négliger ou supprimer les détails ; et je sens bien que l'idéal serait de vous apprendre en une année toute la médecine légale. Je veux, tout au moins, que l'enseignement complet vous soit fait en deux ans. Pour réaliser ce désir, je fais d'abord appel à votre assiduité, qui, je l'espère, m'est déjà promise, si j'en juge par le passé. Je compte aussi sur la bonne volonté de quelque agrégé qui voudra bien, j'en suis assuré, se charger de vous exposer, dans des conférences bénévoles, une partie de ce programme. Enfin, avec l'aide de mon préparateur, je vous ferai bénéficier de la démonstration des faits matériels que les circonstances mettront à ma disposition, et de ceux qui nous seront fournis par l'expérimentation sur des animaux. Je mettrai donc tous mes soins à vous donner une instruction médico-légale suffisante, et si, malgré mes efforts, je n'y réussis pas, ma conscience pourra d'avance s'en déclarer absolument irresponsable. C'est, croyez-le bien, la seule irresponsabilité que j'ambitionne.

Messieurs, le moment est particulièrement difficile et pénible pour la médecine. Notre profession subit une crise qui, pour aboutir à la guérison du mal aigu dont nous sommes peut-être les premiers artisans, exige impérieusement une médication énergiquement efficace, qu'il est inutile, je le crains bien, de réclamer aux pouvoirs publics, peu soucieux de nos souffrances. N'exigeons pas qu'ils fassent pour nous de la médecine illégale. Soyons nous-mêmes les guérisseurs de cet état de malaise où nous nous débattons. Sachons remplir avec dignité tous nos devoirs, défendre avec énergie tous nos droits. Montrons-nous instruits sans orgueil, charitables sans ostentation, courageux sans affectation. Que notre respect de nous-mêmes et de nos confrères soit porté assez haut pour dédaigner les injures. Apportons partout, et surtout dans nos rapports avec la justice, le calme, la science et la probité qu'il convient. Nous pourrons alors faire cesser les propos désobligeants déversés sur la profession médicale, reprendre dans la société une place enviée, redevenir les amis des familles qui placent en nous leur confiance, les bienfaiteurs des malheureux, les confidents de ceux qui souffrent ; recouvrer notre belle et fière indépendance ; refaire de la médecine un sacerdoce. Nous pourrons même nous moins préoccuper des pratiques illégales des charlatans, que la vindicte publique se chargera de réprimer, que l'intérêt du malade saura contraindre au silence. Que surtout l'*invidia medicorum pessima* cesse de nous tourmenter et cède la place à la courtoisie et à l'estime réciproques, que la *malesuada fames* trouve nos oreilles fermées, que la *confraternité* ne soit plus un vain mot. Tel est, je crois, le meilleur remède au mal dont nous sommes affligés.

Messieurs les Étudiants,

C'est votre assiduité qui, depuis le début de ma carrière universitaire, a constamment soutenu mon courage et récompensé mes efforts. C'est elle qui, aux heures difficiles, a raffermi mes forces défaillantes et mon esprit hésitant. C'est à vos encouragements et à votre sympathique appui que je dois d'avoir persévéré dans une voie souvent hérissée d'écueils, et que je reporte en grande partie l'honneur qui m'est fait aujourd'hui et la grande satisfaction que j'éprouve. Permettez moi d'espérer que vous me continuerez la bienveillante attention et l'amicale estime auxquelles vous m'avez si bien habitué. Soyez assurés, de votre côté, que vous trouverez toujours en moi le même dévouement, la même sollicitude, les mêmes sentiments d'affection, la même préoccupation de vous être utile, de vous faciliter la tâche future et de vous armer contre les obstacles que vous ne manquerez pas de trouver sur votre route. N'oubliez pas que c'est à vous surtout qu'incombe la mission de rendre à la profession médicale l'estime et le respect dont elle est digne. Vous ne faillirez pas, j'en suis convaincu, à ce noble et si impérieux devoir.

Messieurs, je termine cette trop longue introduction en vous remerciant du fond du cœur de votre présence ici et de l'attention que vous avez bien voulu me prêter. Ces remerciements s'adressent surtout à ceux dont l'amitié a provoqué cette démonstration qui me touche profondément. Ils vont enfin à tous ceux qui ont, de près ou de loin, préparé ou réalisé ma titularisation. Qu'ils comptent sur ma gratitude et mon absolu dévouement, comme j'ai compté sur leurs sentiments de justice et d'affection !

www.ingramcontent.com/pod-product-compliance
Ingram Content Group UK Ltd.
Pitfield, Milton Keynes, MK11 3LW, UK
UKHW020519180726
13839UKWH00005B/2180